El Libro De Cocina De La Dieta Chetogénica

La Guía Completa Para Principiantes Para Cocinar Y
Disfrutar De Deliciosas Recetas Cetogénicas Sin
Exceso De Calorías

Allison Rivera
Estrella Blanco

Tabla ocontenido

RECETAS DE BATIDOS Y DESAYUNO

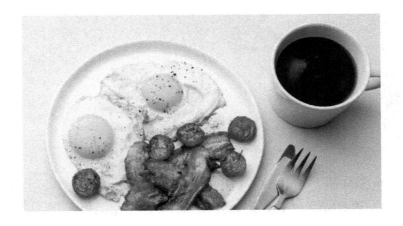

Chaffle suizo de tocino

Tiempo de preparación: 5 minutos

Tiempo de cocción: 8 minutos

Porciones: 2

ingredientes:

- 1 huevo
- 1/2 taza de queso suizo
- 2 cucharadas de tocino desmenuzado cocido

método:

1. Precalentar a tu fabricante de gofres.
2. Batir el huevo en un tazón.
3. Agregue el queso y el tocino.
4. Vierta la mitad de la mezcla en el dispositivo.
5. Cierre y cocine durante 4 minutos.
6. Cocine el segundo chaffle con los mismos pasos.

Valor nutricional:

- Calorías 237
- Grasa total 17.6g
- Grasa saturada 8.1g
- Colesterol 128mg
- Sodio 522mg

- Carbohidratos totales 1.9g
- Fibra dietética 0g
- Azúcares totales 0.5g
- Proteína 17.1g
- Potasio 158mg

Chaffle pumkpin con sirope de arce

Tiempo de preparación: 5 minutos

Tiempo de cocción: 16 minutos

Porciones: 2

ingredientes:

- 2 huevos batidos
- 1/2 taza de queso mozzarella rallado
- 1 cucharadita de harina de coco
- 3/4 cucharadita de polvo de hornear
- 3/4 cucharadita de especia de pastel de calabaza
- 2 cucharaditas de calabaza pura
- 4 cucharaditas de crema para batir pesada
- 1/2 cucharadita de vainilla
- Pellizcar sal
- 2 cucharaditas de jarabe de arce (sin azúcar)

método:

1. Enciende tu fabricante de gofres.
2. Mezcle todos los ingredientes excepto el jarabe de arce en un tazón grande.
3. Vierta la mitad de la masa en el fabricante de gofres.
4. Cierre y cocine durante 4 minutos.
5. Transfiéralo a un plato para enfriar durante 2 minutos.
6. Repita los pasos con la mezcla restante.
7. Rocíe el jarabe de arce encima de los rozaduras antes de servir.

Valor nutricional:

- Calorías 201
- Grasa total 15 g
- Grasa saturada 8 g
- Colesterol 200 mg
- Sodio 249 mg
- Potasio 271 mg
- Carbohidratos totales 4 g
- Fibra dietética 1 g
- Proteína 12 g
- Azúcares totales 1 g

Mini Keto Pizza

Tiempo de preparación: 10 minutos

Tiempo de cocción: 15 minutos

Porciones: 2

ingredientes:

- 1 huevo
- 1/2 taza de queso mozzarella rallado
- 1/4 cucharadita de albahaca
- 1/4 cucharadita de ajo en polvo
- 1 cucharada de harina de almendras
- 1/2 cucharadita de polvo de hornear
- 2 cucharadas de salsa de pasta de carbohidratos reducidos
- 2 cucharadas de queso mozzarella

método:

1. Precalentar a tu fabricante de gofres.
2. En un tazón, bate el huevo.
3. Agregue la 1/2 taza de queso mozzarella, albahaca, ajo en polvo, harina de almendras y polvo de hornear.
4. Agregue la mitad de la mezcla a su fabricante de gofres.
5. Cocine durante 4 minutos.
6. Transfiéralo a una bandeja para hornear.
7. Cocina la segunda mini pizza.
8. Mientras ambas pizzas están en la bandeja para hornear, extienda la salsa de pasta en la parte superior.
9. Espolvorea el queso en la parte superior.
10. Hornee en el horno hasta que el queso se haya derretido.

Valor nutricional:

- Calorías 195
- Grasa total 14 g
- Grasa saturada 6 g
- Colesterol 116 mg
- Sodio 301 mg
- Potasio 178 mg
- Carbohidratos totales 4 g
- Fibra dietética 1 g
- Proteína 13 g

- Azúcares totales 1 g

Batido de aguacate

de coco

Tiempo de preparación: 5 minutos Tiempo de cocción: 5 minutos Servir: 1

ingredientes:

- 1 taza de leche de coco sin endulzar
- 1 cucharadita de semillas de chía
- 1 cucharadita de jugo de lima
- 5 hojas de espinaca
- 1/2 aguacate
- 1 cucharadita de jengibre

Indicaciones:

1. Agregue todos los ingredientes a la licuadora y licúe hasta que estén suaves.
2. Sirva y disfrute.

Valor nutricional (cantidad por porción):

Calorías 104

Grasa 7,6 g

Carbohidratos 5.1 g

Azúcar 0,3 g

Proteína 2,6 g

Colesterol 0 mg

Tocino, aceitunas y chaffle de Cheddar

Tiempo de preparación: 5 minutos

Tiempo de cocción: 8 minutos

Porciones: 2

ingredientes:

- 1 huevo
- 1/2 taza de queso cheddar rallado
- 1 cucharada de aceitunas negras picadas
- 1 cucharada de trozos de tocino

método:

1. Conecta tu fabricante de gofres.
2. En un tazón, batir el huevo y mezclar el queso.
3. Añade las aceitunas negras y los trozos de tocino.
4. Mezcle bien.
5. Agregue la mitad de la mezcla en el fabricante de gofres.
6. Cubra y cocine durante 4 minutos.
7. Abrir y transferir a una placa.
8. Dejar enfriar durante 2 minutos.
9. Cocine el otro rozaduras usando la masa restante.

Valor nutricional:

- Calorías 202
- Grasa total 16g
- Grasa saturada 8g
- Colesterol 122mg
- Sodio 462mg
- Potasio 111mg
- Carbohidratos totales 0.9g
- Fibra dietética 0.1g
- Proteína 13.4g
- Azúcares totales 0.3g

Sándwich de chorizo y casta de huevo

Tiempo de preparación: 5 minutos

Tiempo de cocción: 10 minutos

Porción: 1

ingredientes:

- 2 chozas cocidas básicas
- 1 cucharada de aceite de oliva
- 1 salchicha, cortada en rodajas
- 1 huevo

método:

1. Vierta el aceite de oliva en su sartén a fuego medio.
2. Ponlo a fuego medio.
3. Agregue la salchicha y cocine hasta que esté marrón en ambos lados.
4. Pon las rondas de salchichas encima de un chaffle.
5. Cocine el huevo en la misma sartén sin mezclarlo.
6. Colóquelo encima de las rondas de salchichas.
7. Cubra con otro rozaduras.

<u>Valor nutricional:</u>

- Calorías 332
- Grasa total 21.6g
- Grasa saturada 4.4g
- Colesterol 139mg
- Potasio 168mg
- Sodio 463mg
- Carbohidratos totales 24.9g
- Fibra dietética 0g
- Proteína 10g

Azúcares totales 0.2g

Pollo mexicano

Tiempo de preparación: 10 minutos Tiempo de

cocción: 25 minutos

Saque: 6

ingredientes:

- 2 tazas de pollo, cocido y rallado
- 1/2 taza de queso monterey jack
- 1 1/2 taza de queso cheddar
- 3/4 de taza de caldo de pollo
- 2 cucharaditas de condimento de tacos
- 12 oz de arroz de coliflor
- 14 oz de tomates Rotel
- 2 dientes de ajo picados
- 1/3 taza de pimienta verde cortada en cubos
- 1 cebolla cortada en cubos
- 1 cucharada de mantequilla

Indicaciones:

1. Derretir la mantequilla en una sartén a fuego medio.
2. Agregue el ajo, la pimienta y la cebolla y saltee hasta que se ablande.

3. Arroz de coliflor de vapor de acuerdo con las instrucciones del paquete.

4. Agregue condimentos, caldo, arroz de coliflor y Rotel a la sartén.

5. Revuelva bien y cocine durante 10 minutos.

6. Agregue el pollo y cocine durante 5 minutos.

7. Cubra con queso y cocine hasta que el queso se derrita.

8. Sirva y disfrute.

Valor nutricional (cantidad por porción):

Calorías 270

Grasa 15 g

Carbohidratos 8.1 g

Azúcar 2,5 g

Proteína 24 g

Colesterol 79 mg

RECETAS DE CERDO, CARNE

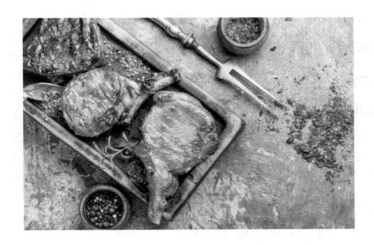

Empanadas de hamburguesa

Servicios: 6

Tiempo de

preparación: 30

minutos

Ingredientes

- 1 huevo

- 25 oz. de carne molida

- 3 oz. de queso feta, desmenuzado

- 2 oz. de mantequilla, para freír

- Sal y pimienta negra, al gusto

1. Mezcle el huevo, la carne molida, el queso feta, la sal y la pimienta negra en un tazón.
2. Combine bien y forme empanadas de igual tamaño.
3. Caliente la mantequilla en una sartén y agregue las empanadas.
4. Cocine a fuego medio-bajo durante unos 3 minutos por lado.
5. Despacha y sirve caliente.

Cantidad nutricional por porción

Calorías 335	Carbohidratos totales 0.7g 0%
Grasa total 18.8g 24%	Fibra dietética 0g 0%
Grasa saturada 10g 50%	Azúcares totales
Colesterol 166mg 55%	0.7g Proteína
Sodio 301mg 13%	38.8g

Curry de carne mantecosa

Servicios: 2

Tiempo de

preparación: 30

minutos

Ingredientes

- 1/2 taza de mantequilla

- 1/2 libra de carne de res alimentada con hierba

- 1/2 libra de cebolla

- Sal y chile rojo en polvo, al gusto

- 1/2 libra de apio,

indicaciones picadas

1. Ponga un poco de agua en una olla a presión y agregue todos los ingredientes.
2. Bloquee la tapa y cocine a alta presión durante unos 15 minutos.
3. Suelte naturalmente la presión y despache el curry a un tazón para servir.

Cantidad nutricional por porción

Calorías 450

Grasa total 38.4g 49%

Grasa saturada 22.5g 113%

Colesterol 132mg 44%

Sodio 340mg 15%

Carbohidratos Totales

9.8g 4% Fibra

Dietética 3.1g 11%

Azúcares Totales 4.3g

Proteína 17.2g

Carne cursi

Servicios: 6

Tiempo de

preparación: 40

minutos

Ingredientes

- 1 cucharadita de sal de ajo

- 2 libras de carne de res

- 1 taza de queso crema

- 1 taza de queso mozzarella rallado

- 1 taza de salsa baja en

carbohidratos de Don Pablo

1. Sazona la carne con sal de ajo y añádelo a la olla instantánea.
2. Ponga los ingredientes restantes en la olla y ponga la olla instantánea en baja.
3. Cocine durante unas 2 horas y

despache. Cantidad nutricional por porción

Sodio 375mg 16%

Calorías 471

Grasa total 27.7g 36%

Grasa saturada 14.6g 73%

Colesterol 187mg 62%

Carbohidratos totales 2.9g

1% Fibra Dietética 0.1g

0%

Azúcares

totales 1.5g

Proteína

50.9g

Quiché de carne

Servicios: 3

Tiempo de

preparación: 30

minutos

Ingredientes

- 1/4 de taza de carne alimentada con hierba, picada

- 2 rebanadas de tocino, cocidos y desmenuzados

- 1/4 de taza de queso cheddar de cabra, rallado

- 1/4 de taza de leche de coco

- 3 huevos de pastos

grandes

1. Precaliente el horno a 3650F y engrase 3 moldes de quiche.
2. Mezcle los huevos y la leche de coco en un tazón grande.
3. Ponga la carne de res en moldes de quiche y agregue la mezcla de huevo.
4. Cubra con el tocino desmenuzado y el queso cheddar.
5. Transfiera moldes de quiche al horno y hornee durante unos 20 minutos.
6. Retirar del horno y servir caliente.

Cantidad nutricional por porción

Calorías 293   Colesterol 232mg 77%

Grasa total 21.4g 27%

Grasa saturada 10.4g 52%

Sodio 436mg 19%

Carbohidratos totales

2.7g 1% Fibra

dietética 0.4g 2%

Azúcares totales 1.1g
Proteína 21.8g

Chuletas de cerdo italianas

Tiempo de preparación: 10 minutos Tiempo de cocción: 30 minutos Servir: 4

ingredientes:

- 4 chuletas de lomo de cerdo, deshuesadas
- 2 dientes de ajo picados
- 1 cucharadita de condimento italiano
- 1 cucharada de romero fresco, picado
- 1/4 cucharadita de pimienta negra
- 1/2 cucharadita de sal kosher

Indicaciones:

1. Sazona las chuletas de cerdo con pimienta y sal.
2. En un bol pequeño, mezcle el ajo, el condimento italiano y el romero.
3. Frota chuletas de cerdo con ajo y mezcla de romero.
4. Coloque las chuletas de cerdo en una bandeja para hornear y asar en el horno a 425 F durante 10 minutos.
5. Gire la temperatura a 350 F y asar durante 25 minutos más
6. Sirva y disfrute.

Valor nutricional (cantidad por porción):

Calorías 261

Grasa 19 g

Carbohidratos 2 g

Azúcar 0 g

Proteína 18 g

Colesterol 68 mg

Fibra 0,4 g Carbohidratos netos 1 g

Solomillo de cerdo

a la parrilla

Tiempo de preparación: 10 minutos Tiempo de cocción: 30 minutos Servir: 8

ingredientes:

- Solomillo de cerdo de 2 libras
- 2 cucharadas de mezcla de aderezo ranchero
- 2 cucharadas de aceite de oliva

Indicaciones:

1. Precalentar la parrilla a 350 F.
2. Cepille el lomo de cerdo con aceite y sazone con aderezo ranchero.
3. Coloque el lomo de cerdo a la parrilla caliente y cocine durante 30 minutos. Gire el solomillo cada 10 minutos.
4. Cortar y servir.

Valor nutricional (cantidad por porción):

Calorías 175

Grasa 7 g

Carbohidratos 2 g

Azúcar 2 g

Proteína 23 g

Colesterol 73 mg

RECETAS DE MARISCOS Y

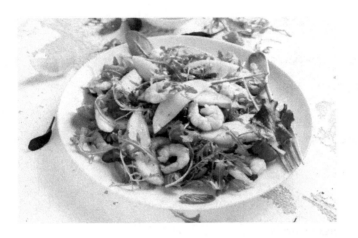

Empanadas de salmón

Tiempo de preparación: 10 minutos Tiempo de cocción: 10 minutos

Servir: 3

ingredientes:

- 14.5 oz de salmón can
- 4 cucharadas de mantequilla
- 1 aguacate cortado en cubos
- 2 huevos, ligeramente batidos
- 1/2 taza de harina de almendras
- 1/2 cebolla picada
- pimienta
- sal

Indicaciones:

1. Agregue todos los ingredientes excepto la mantequilla en un tazón grande y mezcle hasta que estén bien combinados.
2. Haz seis empanadas de la mezcla. reservar.
3. Derretir la mantequilla en una sartén a fuego medio.
4. Coloque las empanadas en la sartén y cocine durante 4-5 minutos a cada lado.

5. Sirva y disfrute.

Valor nutricional (cantidad por porción):

Calorías 619

Grasa 49 g

Carbohidratos 11 g

Azúcar 2 g

Proteína 36 g

Colesterol 225 mg

SOPAS, GUISOS Y ENSALADAS

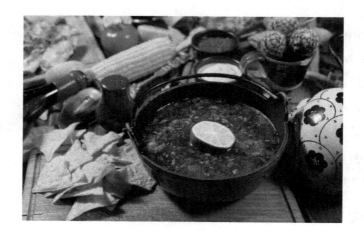

Sopa de pepino de yogur

Tiempo de preparación: 10 minutos Tiempo de cocción: 10 minutos

Saque: 4

ingredientes:

- 1 pepino, pelar y rallar
- 1 cucharada de aceite de oliva
- 3/4 de taza de leche
- 1 cucharada de eneldo fresco, picado
- 1 diente de ajo picado
- 2 tazas de yogur
- 1/2 cucharadita de sal

Indicaciones:

1. En un tazón, mezcle el yogur, el pepino rallado, el eneldo, el ajo y la sal.
2. Agregue el aceite y la leche. Colóquelo en nevera durante 1 hora.
3. Sirva y disfrute.

Valor nutricional (cantidad por porción):

Calorías 155

Grasa 6 g

Carbohidratos 13 g

Azúcar 12 g

Proteína 9 g

Colesterol 11 mg

Sopa de apio de almendras

Tiempo de preparación: 10 minutos Tiempo de cocción: 8 minutos

Servir: 2

ingredientes:

- 1/4 de taza de almendras picadas
- 6 tallos de apio picados
- 3 tazas de caldo de verduras
- pimienta
- sal

Indicaciones:

1. Vierta el caldo en una cacerola y hierva a fuego alto durante 2 minutos.
2. Agregue el apio en stock y cocine durante 8 minutos.
3. Retire del fuego y vierta la licuadora y mezcle hasta que quede suave.
4. Agregue las almendras y revuelva bien.
5. Sazona con pimienta y sal.
6. Sirva y disfrute.

Valor nutricional (cantidad por porción):

Calorías 82

Grasa 7 g

Carbohidratos 5 g

Azúcar 2,2 g

Proteína 2,9 g

Colesterol 0 mg

COMIDAS SIN CARNE

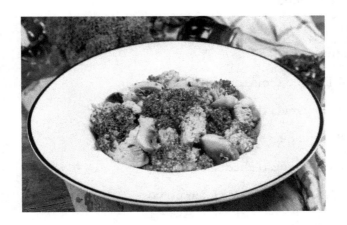

Sabrosa espinacas

cremosas

Tiempo de preparación: 10 minutos Tiempo de cocción: 20 minutos

Saque: 6

ingredientes:

- 1 libra de espinaca fresca
- 1 cucharada de cebolla picada
- 8 oz de queso crema
- 6 oz de queso cheddar rallado
- 1/2 cucharadita de ajo en polvo
- pimienta
- sal

Indicaciones:

1. Precaliente el horno a 400 F.
2. Rocíe la sartén con spray de cocción y caliente a fuego medio.
3. Agregue las espinacas a la sartén y cocine hasta que se marchiten.
4. Agregue el queso crema, el ajo en polvo y la cebolla y revuelva hasta que el queso se derrita.
5. Retire la sartén del fuego y agregue el queso cheddar y sazone con pimienta y sal.
6. Vierta la mezcla de espinacas engrasada

hornear y hornear durante 20 minutos.

7. Sirva y disfrute.

Valor nutricional (cantidad por porción):

Calorías 250

Grasa 20 g

Carbohidratos 5 g

Azúcar 1,5 g

Proteína 12 g

Colesterol 75 mg

BRUNCH Y CENA

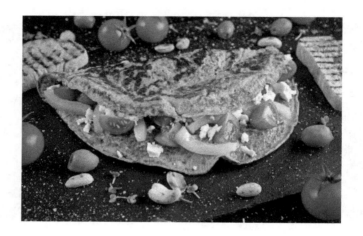

Frittata de coliflor

Tiempo de preparación: 10 minutos Tiempo de cocción: 5 minutos

Servir: 1

ingredientes:

- 1 huevo
- 1/2 cucharada de cebolla cortada en cubos
- 1/4 de taza de arroz de coliflor
- 1 cucharada de aceite de oliva
- 1/4 cucharadita de cúrcuma
- pimienta
- sal

Indicaciones:

1. Agregue todos los ingredientes excepto el aceite en el tazón y mezcle bien para combinar.
2. Caliente el aceite en una sartén a fuego medio.
3. Vierta la mezcla en la sartén de aceite caliente y cocine durante 3-4 minutos o hasta que se dore ligeramente.
4. Sirva y disfrute.

Valor nutricional (cantidad por porción):

Calorías 196

Grasa 19 g

Carbohidratos 3 g Azúcar 1 g   Proteína 7 g Colesterol 165 mg

POSTRES Y BEBIDAS

Macarrón de chocolate

Tiempo de preparación: 10 minutos Tiempo de cocción: 20 minutos

Servir: 20

ingredientes:

- 1 cucharadita de vainilla
- 1/4 de taza de aceite de coco
- 2 huevos
- 1/3 taza de coco sin endulzado, rallado
- 1/3 taza de eritritol
- 1/2 cucharadita de polvo de hornear
- 1/4 de taza de cacao en polvo sin endulzar
- 3 cucharadas de harina de coco
- 1 taza de harina de almendras
- Pizca de sal

Indicaciones:

1. Agregue todos los ingredientes en el tazón de mezcla y mezcle hasta que estén bien combinados.
2. Hacer bolas pequeñas de la mezcla y colocar en la bandeja

para hornear engrasada.

3. Hornee a 350 F durante 15-20 minutos.

4. Sirva y disfrute.

Valor nutricional (cantidad por porción):

Calorías 80

Grasa 7 g

Carbohidratos 6,5 g

Azúcar 0,5 g

Proteína 2,3 g

Colesterol 16 mg

Brownies húmedos

de aguacate

Tiempo de preparación: 10 minutos Tiempo de cocción: 35 minutos Servir: 9

ingredientes:

- 2 aguacates, machacados
- 2 huevos
- 1 cucharadita de polvo de hornear
- 2 cucharadas de desviación
- 1/3 taza de chips de chocolate, derretidos
- 4 cucharadas de aceite de coco, derretido
- 2/3 taza de cacao en polvo sin endulzar

Indicaciones:

1. Precaliente el horno a 325 F.
2. En un tazón de mezcla, mezcle todos los ingredientes secos.
3. En otro tazón, mezcle el aguacate y los huevos hasta que estén bien combinados.
4. Agregue lentamente la mezcla seca a la húmeda junto con el chocolate derretido y

   aceite de coco. Mezcle bien.
5. Vierta la masa en una bandeja para hornear engrasada y hornee durante 30-35 minutos.
6. Cortar y servir.

Valor nutricional (cantidad por porción):

Calorías 207

Grasa 18 g

Carbohidratos 11 g

Azúcar 3,6 g

Proteína 3,8 g

Colesterol 38 mg

RECETAS DE DESAYUNO

Queso crema y pliegues de cebollino

Servicios: 2

Tiempo de preparación: 15 minutos

ingredientes

- 6 cucharadas de queso crema
- 1 cucharadita de jugo de limón
- 4 tortillas de harina de coco
- 3 cucharadas de cebollinos frescos picados
- 4 cucharaditas de aceite de oliva

Indicaciones

1. Batir el queso crema a fondo en un tazón y mezclar los cebollinos y el jugo de limón.
2. Esparce la mezcla de queso crema uniformemente sobre las tortillas y dobla en formas de media luna.
3. Caliente el cuarto de aceite a fuego medio-alto en una sartén y agregue una tortilla.
4. Cocine hasta que se doren en ambos lados y repita con las tortillas restantes.

5. Sirva caliente.

Cantidad nutricional por porción

Calorías 158

Grasa total 11.5g 15% Grasa saturada 5g 25%

Colesterol 17mg 6%

Sodio 45mg 2%

Carbohidratos totales 11.2g 4% Fibra Dietética 6.5g 23%

Azúcares totales 0.1g Proteína 3.4g

APERITIVOS Y POSTRES

Rollos de atún

picante

Servicios: 2

Tiempo de preparación: 15 minutos

ingredientes

- 1 bolsa StarKist selecciona Atún aleta amarilla capturado silvestre E.V.O.O.
- 1 pepino mediano, cortado en rodajas finas a lo largo
- 1 cucharadita de salsa picante
- 2 rebanadas de aguacate cortado en cubos
- Cayena, sal y pimienta negra

Indicaciones

1. Mezcle el atún con salsa picante, cayena, sal y pimienta negra en un tazón hasta que se combinen.
2. Coloque la mezcla de atún en las rodajas de pepino y cubra con aguacate.
3. Enrolle el pepino y asegure con 2 palillos de dientes para servir.

Cantidad nutricional por porción

Calorías 139 Grasa total 6.5g 8%

Grasa saturada 1.2g 6% Colesterol 22mg 7%

Sodio 86mg 4%

Carbohidratos Totales 8.4g 3% Fibra Dietética 2.9g 10%

Azúcares Totales 2.8

Jicama Fries

Servicios: 2

Tiempo de preparación: 20 minutos

ingredientes

- 2 cucharadas de aceite de aguacate
- 1 Jicama, cortado en patatas fritas
- 1 cucharada de ajo en polvo
- 1/2 taza de queso parmesano rallado
- Sal y pimienta negra, al gusto

Indicaciones

1. Precaliente la freidora de aire a 4000F y engrase la cesta de la freidora.
2. Hierva las papas fritas de jicama durante unos 10 minutos y escurra bien.
3. Mezcle las papas fritas de jicama con ajo en polvo, sal y pimienta negra en un tazón.
4. Colóquelo en la cesta de la freidora y cocine durante unos 10 minutos.
5. Desetillo en un plato y sirve caliente.

Cantidad nutricional por porción

Calorías 145

Grasa total 7.8g 10% Grasa saturada 4.4g 22%

Colesterol 20mg 7%

Sodio 262mg 11%

Carbohidratos totales 10.4g 4% Fibra Dietética 4g 14%

Azúcares totales 2.6g Proteína 10.4g

Repollo verde frito

con mantequilla

Servicios: 4

Tiempo de preparación: 30 minutos

ingredientes

- 3 oz. de mantequilla
- Sal y pimienta negra, al gusto
- 25 oz. de repollo verde, rallado
- 1 cucharada de albahaca
- 1/4 cucharadita de hojuelas de chile rojo

Indicaciones

1. Caliente la mantequilla en una sartén grande a fuego medio y agregue el repollo.
2. Saltee durante unos 15 minutos, revolviendo ocasionalmente, hasta que el repollo esté dorado.
3. Agregue la albahaca, las hojuelas rojas de chile, la sal y la pimienta negra y cocine durante unos 3 minutos.
4. Despacha a un tazón y sirve caliente.

Cantidad nutricional por porción

Calorías 197

Grasa total 17.4g 22% Grasa saturada 11g 55%

Colesterol 46mg 15%

Carbohidratos totales 10.3g 4% Fibra Dietética 4.5g 16%

Azúcares totales 5.7g Proteína 2.5g

RECETAS DE CARNE DE

Filete de solomillo

de ternera Keto

Servicios: 3

Tiempo de preparación: 45 minutos

ingredientes

- 3 cucharadas de mantequilla
- 1/2 cucharadita de ajo en polvo
- 1 libra de filetes de solomillo de ternera
- Sal y pimienta negra, al gusto
- 1 diente de ajo picado

Indicaciones

1. Caliente la mantequilla en una sartén grande y agregue los filetes de solomillo superior de carne de res.

2. Dore los filetes en ambos lados cocinando durante unos 3 minutos por lado.

3. Sazona los filetes con ajo en polvo, sal y pimienta negra y cocina durante unos 30 minutos, volteando una vez.

4. Despache los filetes a un plato para servir y sirva caliente.

Cantidad nutricional por porción

Calorías 386

Grasa total 21g 27% grasa saturada 10.9g 54%

Colesterol 166mg 55%

Sodio 182mg 8%

Carbohidratos totales 0.7g 0% Fibra dietética 0.1g 0%

Azúcares totales 0.1g Proteína 46.1g

RECETAS DE MARISCOS

Tilapia con mantequilla herbácea

Servicios: 6

Tiempo de preparación: 35 minutos

ingredientes

- Filetes de tilapia de 2 libras
- 12 dientes de ajo, picados finamente
- 6 brócoli verde picado
- 2 tazas de mantequilla herbácea
- Sal y pimienta negra, al gusto

Indicaciones

1. Sazona los filetes de tilapia con sal y pimienta negra.
2. Ponga la tilapia sazonada junto con todos los demás ingredientes en una olla instantánea y mezcle bien.
3. Cubra la tapa y cocine a alta presión durante unos 25 minutos.
4. Despacha en un plato y sirve caliente.

Cantidad nutricional por porción

Calorías 281

Grasa total 10.4g 13% Grasa saturada 4.3g 21%

Colesterol 109mg 36%

Sodio 178mg 8%

Carbohidratos Totales 9g 3% Fibra Dietética 2.5g

9% Azúcares Totales 1.9g

Proteína 38.7g

Turquía con Mozzarella y Tomates

Servicios: 2

Tiempo de preparación: 1 hora 30 minutos

Ingredientes

- 1 cucharada de mantequilla
- 2 pechugas grandes de pavo
- 1/2 taza de queso mozzarella fresco, en rodajas finas
- Sal y pimienta negra, al gusto
- 1 tomate gitano grande, en rodajas finas

1. Precaliente el horno a 3750F y engrase la bandeja para hornear con mantequilla.
2. Hacer algunas hendiduras profundas en los pechos de pavo y sazonar con sal y pimienta negra.
3. Rellena las rodajas de queso mozzarella y los tomates en las hendiduras de pavo.
4. Coloque las pechugas de pavo rellenas en la bandeja para hornear y transfiéralas al horno.
5. Hornee durante aproximadamente 1 hora y 15 minutos y sirva caliente.

Cantidad nutricional por porción

Calorías 104 Grasa total 7.4g 9%

Grasa saturada 4.4g 22% Colesterol 25mg 8%

Sodio 256mg 11% Carbohidratos totales 5.1g 2% Fibra dietética 1g
4%

Azúcares totales 2.6g Proteína 5.7g

Chuletas de calabacín de pollo

Servicios: 6

Tiempo de preparación: 20 minutos

ingredientes

- 3 calabacín, hervido y machacado
- 3 cucharadas de condimento de pimienta de limón
- Pollo de 1/2 libra, hervido y picado
- 1/2 taza de aceite de aguacate
- Sal y pimienta negra, al gusto

Indicaciones

1. Mezcle pollo, calabacín, condimento de pimienta de limón, sal y pimienta negra en un tazón.
2. Hacer chuletas de esta mezcla y reservar.
3. Caliente el aceite de aguacate en una sartén y ponle las chuletas.
4. Freír durante unos 2-3 minutos a cada lado y platos para servir.

Cantidad nutricional por porción

Calorías 106 Grasa Total 3.8g 5%

Grasa saturada 0.9g 4% Colesterol 29mg 10%

Sodio 36mg 2%

Carbohidratos totales 6.4g 2% Fibra dietética 2.8g 10%

Azúcares totales 1.8g

Proteína 12.7g

Turquía italiana

Servicios: 6

Tiempo de preparación: 25 minutos

ingredientes

- 11/2 tazas de aderezo italiano
- Sal y pimienta negra, al gusto
- 2 cucharadas de mantequilla
- 1 (2 libras) de pecho de pavo de hueso
- 2 dientes de ajo picados

Indicaciones

1. Precaliente el horno a 3500F y engrase un molde para hornear con mantequilla.
2. Mezcle los dientes de ajo picados, la sal y la pimienta negra y frote la pechuga del pavo con esta mezcla.
3. Coloca la pechuga de pavo en el plato para hornear y cubre uniformemente con el aderezo italiano.
4. Hornee durante aproximadamente 2 horas, cubrido con jugos de sartén de vez en cuando.
5. Despacha y sirve inmediatamente.

Cantidad nutricional por porción

Calorías 464

Grasa total 31.3g 40% Grasa saturada 7.8g 39% Colesterol
144mg 48%

Sodio 234mg 10%

Carbohidratos totales 6.5g 2% Fibra dietética 0g 0%

Azúcares totales 4.9g Proteína 32.7g

RECETAS DE DESAYUNO

Smoothie verde espinaca saludable

Tiempo total: 5 minutos Sirve: 1

ingredientes:

- 1 taza de cubo de hielo
- 2/3 taza de agua
- 1/2 taza de leche de almendras sin endulza
- 5 gotas de stevia líquida
- 1/2 cucharadita de matcha en polvo
- 1 cucharadita de extracto de vainilla
- 1 cucharada de aceite MCT
- 1/2 aguacate
- 2/3 taza de espinacas

Indicaciones:

1. Agregue todos los ingredientes a la licuadora y mezcle hasta que estén suaves y cremosos.
2. Sirva inmediatamente y disfrute.

Valor nutricional (Cantidad por porción): Calorías 167;

Grasa 18.3 g; Carbohidratos 3.8 g; Azúcar 0,6 g; Proteína 1,6 g; Colesterol 0 mg;

Batido de coco de aguacate de manzana

Tiempo total: 5 minutos Sirve: 2

ingredientes:

- 1 cucharadita de aceite de coco

  - 1 cucharada de colágeno en polvo
  - 1 cucharada de jugo de lima fresco
  - 1/2 taza de leche de coco sin endulzar
  - 1/4 manzana, rebanada
  - 1 aguacate

Indicaciones:

1. Agregue todos los ingredientes a la licuadora y mezcle hasta que estén suaves y cremosos.
2. Sirva y disfrute.

Valor nutricional (Cantidad por porción): Calorías 262; Grasa 23,9 g; carbohidratos 13,6 g; Azúcar 3,4 g; Proteína 2 g; Colesterol 0 mg;

Brotes de Bruselas salteados

Tiempo total: 25 minutos Sirve: 6

ingredientes:

- 2 libras coles de Bruselas, eliminar tallos y triturar coles de Bruselas
- 2 oz de cebolla picada
- 3 dientes de ajo picados
- 1 1/2 cucharada de aceite de oliva
- pimienta
- sal

Indicaciones:

1. Caliente el aceite de oliva en una sartén a fuego medio.
2. Agregue la cebolla y el ajo y saltee durante 5 minutos.
3. Añade coles de Bruselas y saltea a fuego medio-alto durante 5-7 minutos. Sazona con pimienta y sal.
4. Sirva y disfrute.

Valor nutricional (Cantidad por porción): Calorías 76; Grasa 3 g; Carbohidratos 11 g; Azúcar 2,8 g; Proteína 4 g; Colesterol 0 mg;

Coliflor asada

Tiempo total: 20 minutos Sirve: 4

ingredientes:

- 1 cabeza grande de coliflor, cortada en floretes
- 1 ralladura de limón
- 3 cucharadas de aceite de oliva
- 2 cucharaditas de jugo de limón
- 1/2 cucharadita de condimento italiano
- 1/2 cucharadita de ajo en polvo
- 1/4 cucharadita de pimienta
- 1/4 cucharadita de sal

Indicaciones:

1. Precalentar el horno a 425 F/ 218 C.
2. En un tazón, combine el aceite de oliva,

   jugo de limón, condimento italiano, ajo en polvo, ralladura de limón, pimienta y sal.
3. Agregue los floretes de coliflor al tazón y mezcle bien.
4. Esparce los floretes de coliflor en la bandeja para hornear y asa en el horno precalentado durante 15 minutos.
5. Sirva y disfrute.

Valor nutricional (Cantidad por porción): Calorías 146; Grasa 10,9 g; Carbohidratos 11.6

g; Azúcar 5,2 g; Proteína 4,3 g; Colesterol 0 mg;

Arroz con coco de coliflor

Tiempo total: 20 minutos Sirve: 3

ingredientes:

- 3 tazas de arroz de coliflor
- 1/2 cucharadita de cebolla en polvo
- 1 cucharadita de pasta de chile
- 2/3 taza de leche de coco
- sal

Indicaciones:

1. Agregue todos los ingredientes a la sartén y caliente a fuego medio-bajo. Revuelva para combinar.
2. Cocine durante 10 minutos. Revuelva después de cada 2 minutos.
3. Retire la tapa y cocine hasta que se absorba el exceso de líquido.
4. Sirva y disfrute.

Valor nutricional (Cantidad por porción): Calorías 155; Grasa 13.1 g; Carbohidratos 9.2 g; Azúcar 4,8 g; Proteína 3,4 g; Colesterol 1 mg;

RECETAS
PARA LA

Ensalada de pepino
asiático

Tiempo total: 10 minutos Sirve: 6

ingredientes:

- 4 tazas de pepinos en rodajas
- 1/4 cucharadita de hojuelas de pimiento rojo
- 1/2 cucharadita de aceite de sésamo
- 1 cucharadita de semillas de sésamo
- 1/4 de taza de vinagre de vino de arroz
- 1/4 de taza de pimiento rojo cortado en cubos
- 1/4 de taza de cebolla en rodajas
- 1/2 cucharadita de sal marina

Indicaciones:

1. Agregue todos los ingredientes en el tazón de mezcla y mezcle bien.
2. Sirva inmediatamente y disfrute.

Valor nutricional (Cantidad por porción): Calorías 27; Grasa 0,7 g; Carbohidratos 3.5 g; Azúcar 1,6 g; Proteína 0,7 g; Colesterol 0 mg;

Caramelo de mantequilla de maní de coco

Tiempo total: 1 hora 15 minutos

Servicios: 20

ingredientes:

- 12 oz de mantequilla de maní suave
- 3 cucharadas de aceite de coco
- 4 cucharadas de crema de coco
- 15 gotas de stevia líquida
- Pizca de sal

Indicaciones:

1. Forre la bandeja para hornear con papel pergamino.
2. Derretir el aceite de coco en una cacerola a fuego lento.
3. Agregue la mantequilla de maní, la crema de coco, la stevia y la sal en una cacerola. Revuelve bien.
4. Vierta la mezcla de caramelo en la bandeja para hornear preparada y colóquelo en el refrigerador durante 1

hora.

5. Cortar en pedazos y servir. **Valor nutricional (Cantidad por porción): Calorías 125; Grasa 11,3 g; Carbohidratos 3.5 g; Azúcar 1,7 g; Proteína** 4,3 g; Colesterol 0 mg;

RECETAS DE DESAYUNO

Gofres de Bélgica

Llévate de vuelta a la infancia con este desayuno clásico que es un poco sabor de cielo.

Tiempo total de preparación y cocción: 10 minutos Nivel: Principiante

Hace: 1 Ayuda (3 gofres pequeños)

Proteína: 4 gramos de carbohidratos netos: 1

gramo de grasa: 8 gramos

Azúcar: 0 gramos

Calorías: 81

Lo que necesita:

- 1 huevo grande
- 4 cucharaditas de mantequilla de almendras, suavizada
- 1/4 cucharadita de polvo de hornear, sin gluten
- 2 cucharadas de harina de almendras
- 1/8 cucharadita de bicarbonato de sodio
- 1 cucharadita de jugo de limón
- 1/8 cucharadita de sal
- spray de aceite de coco
- Waflera

Pasos:

1. Usa un batidor para batir completamente el huevo en un plato y mézclalo con la mantequilla de almendras hasta que se combine.

2. Revuelva la sal, el polvo de hornear y la harina de almendras en la mezcla hasta que estén cremosas.

3. Gire el fabricante de gofres a alto y rocíe con aceite de coco.

4. Justo antes de transferir la masa, batir completamente el jugo de limón y hornear soda en la mezcla.

5. Cocine los gofres a la nitidez deseada y sirva inmediatamente.

Consejos de variación:

Si quieres añadir un poco de dulzura al waffle, añade 1 cucharada de confitería Swerve a la masa o cubre tus waffles con un polvo.

RECETAS DE APERITIVOS

Licitaciones de

pollo

¡Muévete sobre pepitas de pollo! Estas son una alternativa mucho más mejorada a su refrigerio de la infancia.

Tiempo total de preparación y cocción: 20 minutos Nivel:

Principiante

Hace: 2 Ayudas (3 tiernas por porción) Proteína: 26 gramos

Carbohidratos netos: 0,7 gramos de grasa:

9 gramos

Azúcar: 0 gramos

Calorías: 220

Lo que necesita:

- 1/2 taza de aceite de coco

- 8 oz. de solomillos de pechuga de pollo

- 1 cucharadita de pimienta, separada

- 8 oz. de harina de almendras

- 1 cucharadita de sal, separada

- 4 oz. de crema para batir pesada

- 1 huevo grande

Pasos:

1. En un plato grande, mezcle el huevo y la crema de

látigo pesado con la cucharadita de pimienta 1/2 y 1/2 cucharadita de sal.

2. Remoje los trozos de pollo en la mezcla durante aproximadamente 10 minutos.

3. Usando una sartén, derretir el aceite de coco.

4. Vierta la harina de almendras en un tazón pequeño y sazone con la cucharadita restante de pimienta 1/2 y 1/2 cucharadita de sal.

5. Retire los trozos individuales de pollo y cubra ambos lados con la harina de almendras. Ajuste un plato de vidrio de 13 x 9 pulgadas a un lado.

6. Transfiera el pollo al aceite de coco caliente y fríe durante aproximadamente 3 minutos a un lado.

7. ¡Sirva caliente y disfrute!

Consejo para hornear:

1. También puede hornearlos en el horno si lo desea. Ajuste la estufa a 425° Fahrenheit y prepare una sábana plana con un recubrimiento pesado de aceite de oliva. Siga los pasos para empanear las tiernas de pollo y colóquelo en la hoja preparada. Calienta durante 10 minutos, voltealos y continúa calentando durante otros 10 minutos. Nota: no serán tan crujientes como cuando se fríen.

Albóndigas de calabacín de pollo

Cuando quieras una cena fácil, estas albóndigas serán rápidas de hacer después de un duro

día en el trabajo.

Tiempo total de preparación y cocción: 25 minutos

Nivel: Principiante

Hace: 4 ayudas

Proteína: 26 gramos Carbohidratos netos:

2.4 gramos De grasa: 4 gramos

Azúcar: 1 gramo

Calorías: 161

Lo que necesita:

- 16 oz. de pechugas de pollo, deshuesados
- 1/2 cucharadita de semillas de apio
- 2 tazas de calabacín picado
- 1 huevo grande
- 2 dientes de ajo pelados
- 1/2 cucharada de sal

- 3 cucharaditas de orégano
- 1/2 cucharadita de pimienta
- 2 cucharadas de aceite de coco

Pasos:

2. Ajuste la temperatura de la estufa a 180° Fahrenheit. Coloque una sábana plana con forro para hornear y reserve.

3. Utilice una licuadora de alimentos pulse todos los componentes durante aproximadamente 3 minutos hasta que estén totalmente incorporados.

4. Disolver el aceite de coco en una sartén antiadherente.

5. Saca la carne y enrolla la mano en albóndigas de una pulgada.

6. Transfiéralo al aceite caliente y dore por cada lado durante aproximadamente 2 minutos.

7. Coloca las albóndigas en la sábana preparada y calienta durante unos 10 minutos.

8. ¡Sirva caliente y disfrute!

RECETAS INUSUALES DE COMIDAS

Guiso de cacahuete

Viniendo desde África, este es un plato popular que está lleno de grasas que te ayudarán a mantenerte en cetosis.

Tiempo total de preparación y cocción: 25 minutos

Nivel: Principiante

Hace: 4 ayudas

Proteína: 14 gramos Carbohidratos netos: 6 gramos De grasa: 26 gramos

Azúcar: 0 gramos

Calorías: 286

Lo que necesita:

Para el guiso:

- 16 oz. de tofu, extra firme y en cubos
- 1/4 cucharadita de sal
- 3 cucharadas de aceite de coco
- 1/8 cucharadita de pimienta
- 3 cucharaditas de cebolla en polvo
- 1/2 cucharada de jengibre, picado finamente

Para la salsa:

- 4 cucharadas de mantequilla de maní
- Caldo de verduras de 8 oz., calentado
- 1/2 cucharadita de cúrcuma
- 3 cucharaditas de sriracha
- 1 cucharadita de polvo de pimentón
- 4 oz. de tomates, triturados
- 1/2 cucharadita de comino

Pasos:

1. Caliente el caldo en una cacerola a fuego medio. Al hervir, retirar del quemador.

2. Mezcle la sriracha, la salsa de tomate, el comino, la cúrcuma, el caldo caliente, la mantequilla de maní y el pimentón en el plato de vidrio e integre completamente. Debe espesarse en una salsa. Ajuste a un lado.

3. Utilice una sartén antiadherente para disolver 2 cucharadas de aceite de coco.

4. Cuando la sartén esté caliente, vacíe los cubos de tofu y marrón en todos los lados tardando aproximadamente 4 minutos. Retirar del quemador y transferir a un plato de vidrio.

5. Combine el jengibre, la cebolla en polvo y la cucharada restante de aceite de coco en la sartén y caliente durante 3 minutos.

6. Vacíe el tofu dorado de nuevo en la sartén y continúe dorar durante 2 minutos adicionales. Distribuir en un tazón para servir.

7. Dispense la salsa sobre el tofu dorado y sirva inmediatamente.

Consejo de variación:

Usted puede decorar esta comida con media taza de cacahuetes asados secos si prefiere más sabor a cacahuete.

RECETAS DE POSTRES KETO

Barras de limón

fáciles

Servicios: 8

Tiempo de preparación: 10 minutos Tiempo de cocción: 40 minutos

ingredientes:

- 4 huevos
- 1/3 taza de eritritol
- 2 cucharaditas de polvo de hornear
- 2 tazas de harina de almendras
- 1 ralladura de limón
- 1/4 de taza de jugo de limón fresco
- 1/2 taza de mantequilla ablandada
- 1/2 taza de crema agria

Indicaciones:

1. Precalentar el horno a 350 F/ 180 C.
2. Forre una bandeja para hornear de 9 * 6 pulgadas con papel pergamino. reservar.
3. En un tazón, bate los huevos hasta que estén espumosos.
4. Agregue la mantequilla y la crema agria y bata hasta

que estén bien combinadas.

5. Agregue el edulcorante, la ralladura de limón y el jugo de limón y mezcle bien.

6. Agregue el polvo de hornear y la harina de almendras y mezcle hasta que estén bien combinados.

7. Transfiera la masa en una bandeja para hornear preparada y extienda uniformemente.

8. Hornee en horno precalentado durante 35-40 minutos.

9. Retirar del horno y dejar enfriar por completo.

10. Cortar y servir.

Por porción: Carbohidratos netos: 4.9g; Calorías: 329; Grasa total: 30.8g; Grasa saturada: 10.9g

Proteína: 9.5g; Carbohidratos: 8.2g; Fibra: 3.3g; Azúcar: 1.5g; Grasa 84% / Proteína 11% / Carbohidratos 5%

CARAMELO: PRINCIPIANTE

Caramelo de calabaza

Servicios: 24

Tiempo de preparación: 5 minutos Tiempo de cocción: 5 minutos

ingredientes:

- 1/2 taza de calabaza
- 1/3 taza de queso crema, suavizado
- 1/2 taza de mantequilla, ablandada
- 1 cucharada de especia de pastel de calabaza
- 1/2 cucharada de vainilla
- 2 paquetes stevia
- 1/4 cucharadita de sal

Indicaciones:

1. Agregue el queso crema y la mantequilla en el tazón seguro para microondas y el microondas durante 30 segundos. Revuelve bien.
2. Agregue los ingredientes restantes y revuelva hasta que estén bien combinados.
3. Vierta la mezcla en el molde de caramelo de silicona y refrigere hasta que esté listo.

4. Sirva y disfrute.

Por porción: Carbohidratos netos: 0.7g; Calorías: 48 Grasa Total: 5g; Grasa saturada: 3.2gProteína: 0.4g; Carbohidratos: 0.9g; Fibra: 0.2g; Azúcar: 0.2g; Grasa 93% / Proteína 3% / Carbohidratos 4%

COOKIES: PRINCIPIANTE

Galletas mullosas

Servicios: 8

Tiempo de preparación: 10 minutos Tiempo de cocción: 15 minutos

ingredientes:

- 2 huevos
- 1/2 cucharadita de polvo de hornear
- 5 cucharadas de mantequilla, derretida
- 1/3 taza de crema agria
- 1/3 taza de queso mozzarella rallado
- 1 1/4 de taza de harina de almendras
- 1/2 cucharadita de sal

Indicaciones:

1. Precalentar el horno a 400 F/ 200 C.
2. Rocíe la sartén con spray de cocina y reserve.
3. Agregue todos los ingredientes en un tazón grande y mezcle bien con una batidora de manos.
4. Coloca la masa en la bandeja de muffins, llenando las tazas de muffins alrededor de 2/3.
5. Hornee en horno precalentado durante 12-15 minutos.

6. Retire las galletas del horno y déjelas enfriar durante 5 minutos.

7. Sirva y disfrute.

Por porción: Carbohidratos netos: 2.5g; Calorías: 204 Grasa Total: 19.3g; Grasa saturada: 6,9 g

Proteína: 5.8g; Carbohidratos: 4.4g; Fibra: 1.9g; Azúcar: 0.7g; Grasa 85% / Proteína 11% / Carbohidratos 4%

Galletas de queso

crema

Servicios: 24

Tiempo de preparación: 10 minutos Tiempo de cocción:
15 minutos

ingredientes:

- 1 clara de huevo

- 3 tazas de harina de almendras

- 1 1/2 cucharadita de vainilla

- 1/2 taza de eritritol

- Queso crema de 2 oz, suavizado

- 1/4 de taza de mantequilla ablandada

- Pizca de sal

Indicaciones:

- Precalentar el horno a 350 F/ 180 C.

- Forre la hoja de galletas con papel pergamino y
reserve.

- Agregue la mantequilla, el edulcorante y el queso crema
en el procesador de alimentos y procese hasta que estén
esponjosos.

- Agregue la clara de huevo, la vainilla y la sal y procese

bien para combinar.

- Agregue la harina de almendras y procese bien a

  combinar.

  - Haga galletas de la mezcla y colóquelas en la hoja de
    galletas preparada.

  - Hornee durante 15 minutos.

  - Deje enfriar completamente y luego sirva.

Por porción: Carbohidratos netos: 1.6g; Calorías: 107 Grasa Total: 9.7g; Grasa saturada: 2.2g

Proteína: 3.4g; Carbohidratos: 3.1g; Fibra: 1.5g; Azúcar: 0.5g; Grasa 82% / Proteína 13% / Carbohidratos 5%

Pastel de fresa fácil

Servicios: 8

Tiempo de preparación: 10 minutos Tiempo de
cocción: 10 minutos

Para la corteza:

- 2 cucharadas de mantequilla, derretida

- 1 taza de pacanas picadas

- 1 cucharadita de stevia líquida

- Para el llenado:

- 1/2 cucharadita de vainilla

- 2/3 taza de swerve

- 1 taza de fresas picadas

- 1 1/2 taza de crema para batir pesada

- Queso crema de 8 oz, suavizado

Indicaciones:

1. Precalentar el horno a 350 F/ 180 C.

2. Agregue las pacanas en el procesador de alimentos y

procese hasta que estén finamente trituradas.

3. Agregue el edulcorante y la mantequilla en las pacanas trituradas y procese hasta que estén bien combinadas.

4. Sartén engrasado con mantequilla.

5. Agregue la mezcla de corteza en la sartén engrasada y extienda uniformemente. Usando la parte posterior de la cuchara suavizar la mezcla de pacana.

6. Hornee en horno precalentado durante 10 minutos.

7. Deje enfriar completamente.

8. Para el relleno: En un tazón grande, batir crema de batir pesado hasta que se formen picos rígidos.

9. En otro tazón, agregue fresas, vainilla, edulcorante y queso crema y bata hasta que quede suave.

10. Agregue la crema pesada en la mezcla de fresa y bata hasta que quede suave.

11. Vierta la mezcla de crema de fresa en corteza y extienda bien.

12. Colocar en nevera durante 2 horas.

13. Cortar y servir.

Por porción: Carbohidratos netos: 3.1g; Calorías: 314; Grasa total: 32.2g; Grasa saturada: 14.2g

Proteína: 4.3g; Carbohidratos: 5g; Fibra: 1.9g; Azúcar: 1.5g; Grasa 92% / Proteína 5% / Carbohidratos 3%

Helado de calabaza

Servicios: 5

Tiempo de preparación: 10 minutos Tiempo de
cocción: 10 minutos

ingredientes:

- 2 tazas de crema para batir pesada
- 1 1/2 cucharadita de stevia líquida
- 2 cucharaditas de especia de pastel de calabaza
- 1 cucharada de vainilla
- 1/2 taza de puré de calabaza

Indicaciones:

1. Agregue todos los ingredientes al procesador de alimentos y procese hasta que estén esponjosos.
2. Transfiera la mezcla de helados en recipiente hermético y colóquela en el refrigerador durante 1 hora.
3. Retire la mezcla de helado del refrigerador y bata hasta que quede suave.
4. Vuelva a colocar en el refrigerador durante 2 horas.
5. Sirva frío y disfrute.

Por porción: Carbohidratos netos: 3.3g; Calorías: 184; Grasa total: 17.9g; Grasa saturada: 11.1g

Proteína: 1.3g; Carbohidratos: 4.1g; Fibra: 0.8g; Azúcar: 1.2g; Grasa 88% / Proteína 4% / Carbohidratos 8%

RECETAS DE DESAYUNO

Pan "Gnocchi" con tomate y albahaca

Absoluto: 25 min

Preparación: 10 min

Cocinar: 15 min

Rendimiento: 4 porciones

Valores nutricionales:

Calorías: 34, Grasa total: 5.1 g, Grasa saturada:

1.3 g, Carbohidratos: 1.5 g, Azúcares: 0.3 g, Proteína: 1.3 g

ingredientes

- 8 cortes de día de edad, pan italiano de gran calidad
- 3 cucharadas de aceite de oliva virgen extra, 3 vueltas del plato
- 2 cucharadas esparcidas, cortadas en trozos
- 4 dientes de ajo, finamente hackeados
- Sal y pimienta oscura recién molida
- 2 tazas (frascos de 2 onzas) de salsa de tomate
- 3 pequeños tomates ciruela, sembrados y hackeados
- Unas cuantas hojas nuevas de albahaca, desgarradas
- 2 tazas de mozzarella destruida, mozzarella ahumada o cheddar provolone

dirección

1. Precalentar el horno.

2. Calidez una enorme sartén antiadherente sobre el calor medio. Hackea el pan en trozos reducidos. Incluye aceite de oliva virgen extra, esparcir y ajo a la sartén. Disolver esparcido en aceite en ese punto incluyen el pan. Sazona el pan con sal y pimienta. Hurl y cocinar el pan de 7 a 8 minutos en ese momento incluyen la salsa de tomate y tomates crujientes. Ve a cubrir y calienta la salsa de tomate, de 3 a 4 minutos.

3. Evacúe los ñoquis de pan y los tomates del calor y muévase a un plato de goulash a prueba de llamas, cubra con albahaca en ese momento extienda el plato con cheddar. Mancha el plato debajo del horno y cocina de 2 a 3 minutos, hasta que el cheddar se broncee y los bolsillos de aire. Sirva de inmediato.

Rollos de perrito

caliente

Tiempo de cocción: 3 min Rendimiento: 3 bollos

Datos nutricionales: 274 calorías por bollo: Carbohidratos 2.6g, grasas 28.3g, y 7.8g proteínas.

ingredientes:

- 6 oz de harina de almendras
- 1/2 cucharada de polvo de hornear
- 3 huevos
- 4 cucharadas de aceite
- sal

Pasos:

1. Combine todos los ingredientes juntos: harina de almendras + polvo de hornear + huevos + aceite + sal. Mézclalos bien.
2. Microondas esta mezcla fo 1,5-2 min. Compruébelo. Si está mojado en algún lugar, microondas por más de 30 seg.
3. Corta del pan el rollo para tus perritos calientes.
4. Crea el relleno que te guste y disfruta.

Tortillas de lino

Porciones: 5

Valores nutricionales:

g Carbohidratos netos; 4.99 g Proteínas; 11.78 g de grasa;

184.4 calorías

ingredientes:

- Harina de linaza dorada – 1 taza
- Polvo de cáscara de psyllium – 2 cucharadas.
- Aceite de oliva – 2 cucharaditas.
- Goma Xanthan - .25 cucharaditas.
- Curry en polvo - .5 cucharaditas.
- Agua filtrada - 1 taza (+) 2 cucharadas.

Ingredientes por tortilla:

- Aceite de oliva - para freír – 1 cucharadita
- Harina de coco - para rodar - .5 cucharaditas.

Indicaciones:

1. Combine todas las fijaciones secas y agregue 2 cucharaditas de aceite y agua. Mezcle para formar una masa. Deja que descanse descubierto durante una hora en la encimera.
2. Si corta a mano, corte en 3 bloques. Si tienes una prensa de tortillas, escupérgela en 5 trozos.
3. Presione cada porción con la mano y espolvoree con la harina de coco. Apliétalos lo más delgados posible. Usa un vaso para cortar las tortillas. Vuelva a enrollar cualquier pieza de masa extra.
4. Caliente el aceite para freír y cocine a fuego lento a fuego lento para cada una de las tortillas.
5. Pan de Keto microondas

Valores nutricionales:

Calorías: 357, Grasa total: 33.8 g, Grasa saturada:

11.6 g, Carbohidratos: 6.4 g, Azúcares: 1.2 g, Proteína:

12.3 G

Servicios: 4 rebanadas

ingredientes:

- 1/3 taza de harina de almendras
- 1/8 cucharadita de sal
- 1/2 cucharadita de polvo de hornear
- 2 1/2 cucharada de Ghee, derretido
- 1 Huevo batido

Indicaciones:

1. Engrasar una taza y dejar a un lado.
2. Combine todos los ingredientes para formar una masa. Transfiéralo a la taza engrasada y al microondas durante 90 segundos.
3. Dejar enfriar durante varios minutos.
4. Sal de la taza, corta y come.

RECETAS DE APERITIVO

Bollos de queso

Porciones: 4

Tiempo de cocción: 25 minutos

Nutrientes por porción: Calorías: 65 | Grasas: 9 g | Carbohidratos: 1,2 g | Proteínas: 6 g

ingredientes:

- 1/3 taza de harina de almendras
- 2/3 taza de mozzarella
- 2 cucharadas de queso crema
- 1 huevo
- 1/2 cucharadita de polvo de hornear

Proceso de cocción:

1. El horno se precalenta a 200°C (400°F).
2. Mezcle la mozzarella rallada y el queso crema en un tazón. Caliente la masa en el microondas durante 3 minutos. Mezcle bien.
3. Agregue el polvo de hornear a la harina. Agregue el huevo y la harina a la masa de queso. Mézclalo todo.
4. Haz los bollos redondos y ponlo en la bandeja para hornear cubierta con pergamino. Asegúrese de hornear para

   15 minutos

Pan con feta y albahaca

Porciones: 10-12

Tiempo de cocción: 65 minutos

Nutrientes por porción:

Calorías: 70 | Grasas: 6 g | Carbohidratos: 1,6 g | Proteínas: 7,3 g

ingredientes:

- 2/3 taza de harina de almendras
- 1/4 de taza de harina de coco
- oz feta
- 2 cucharadas de aceite de coco
- 7 huevos
- 2 cucharadas de psyllium
- 1 cucharada de stevia
- 2 cucharaditas de polvo de hornear
- 2 cucharaditas de albahaca seca

Proceso de cocción:

1. El horno se precalenta a 190°C (375°F).
2. En un tazón, batir los huevos por una batidora hasta la uniformidad. Pica feta y añade aceite de coco derretido. Agregue el queso a la masa de huevos y mezcle todo.
3. En otro tazón, mezcle todos los ingredientes secos y agréguelos a la base de queso. Deje la masa durante 10 minutos.

Cubra la bandeja para hornear con pergamino. Haz el pan y aloja en la bandeja para hornear. Hornee en el horno durante 55 minutos.

cena

Galletas de lavanda

Porciones: 6

Valores nutricionales: 4 g de carbohidratos netos; 10 g Proteínas; 25 g de grasa; 270 calorías

ingredientes:

- Aceite de coco - .33 tazas
- Polvo de hornear – 1 cucharadita.
- Harina de almendras – 1,5 tazas
- Sal kosher – 1 pizca
- Claras de huevo - 4
- Cogollos de lavanda de grado culinario – 1 cucharada.
- Stevia líquida – 4 gotas

Indicaciones:

1. Caliente el horno hasta que alcance los 350°F. Mezcle el aceite de coco y la harina de almendras en un recipiente hasta que esté en trozos del tamaño de un guisante. (Es más fácil usar las manos.) Deja el tazón a un lado en la

nevera.

2. Batir los huevos hasta que empiecen a espumar. Lávate en la sal, la lavanda y el polvo de hornear. Revuelva bien y mezcle

   en los huevos. Añadir a la mezcla de almendras, revolviendo bien.

3. Coloque los trozos en la bandeja para hornear con una cucharada de helado o

   cuchara. Pat ellos, para que no sean redondos similares a un panqueque.

4. Hornea durante 20 minutos y disfruta.

Viernes: Almuerzo: Aguacate cremoso y tocino con ensalada de queso de cabra

La ensalada mejora cuando el aguacate y el queso de cabra que anhelan se combinan con tocino crujiente y nueces crujientes. Rápido y bueno para el almuerzo o la cena.

Consejo de variación: use diferentes hierbas frescas en el aderezo.

Tiempo de preparación: 10 minutos Tiempo de cocción: 20 minutos Sirve 4

Lo que hay en él

ensalada:

- Queso de cabra (1 tronco de 8 onzas)
- Bacon (.5 libras)
- Aguacates (2 qty)
- Nueces tostadas o pacanas (.5 tazas)
- Rúcula o espinaca bebé (4 onzas)

apósito:

- Medio limón, jugo
- Mayonesa (.5 tazas)

- Aceite de oliva virgen extra (.5 tazas)
- Crema de batir pesada (2 T)
- Sal kosher (al gusto)
- Pimienta molida fresca (al gusto)

Cómo se hace

1. Forre un molde para hornear con papel pergamino.
2. Precalentar el horno a 400 grados F.
3. Corta el queso de cabra en rondas de media pulgada y ponlo en un molde para hornear. Colocar en un estante superior en horno precalentado hasta

   Dorado.
4. Cocine el tocino hasta que esté crujiente. Picar en pedazos
5. Corta el aguacate y colóquelo en verduras. Cubra con trozos de tocino y agregue rondas de queso de cabra.
6. Pica nueces y espolvorea en la ensalada.
7. Para aderezo, combine el jugo de limón, la mayonesa, el aceite de oliva virgen extra y la crema para batir. Licúe con encimera o licuadora de inmersión.
8. Sazona al gusto con sal kosher y pimienta molida fresca.

Carbohidratos netos: 6 gramos De

grasa: 123 gramos

Proteína: 27 gramos

Azúcares: 1 gramo

Viernes: Cena: Filete de minutos con champiñones y mantequilla de hierbas

Esta cena se reúne rápido. Perfecto para las noches de semana ocupadas.

Consejo de variación: prueba con cualquiera de tus verduras favoritas.

Tiempo de preparación: 10 minutos Tiempo de cocción: 20 minutos Sirve 4

Lo que hay en él

Para filetes:

- Filetes minuciosos (8 qty)
- Palillos de dientes (8 qty)
- Queso Gruyere, cortado en palos (3 onzas)
- Sal kosher (al gusto)
- Pimienta molida fresca (al gusto)
- Mantequilla (2 T)
- Puerros (2 qty)

- Champiñones (15 onzas)
- Aceite de oliva virgen extra (2 T)
- Para la mantequilla de hierbas:
- Mantequilla (5 onzas)
- Dientes de ajo picados (1 qty)
- Ajo en polvo (.5 T)
- Perejil picado (4 T)
- Jugo de limón (1 t)
- Sal kosher (.5 t)

Cómo se hace

1. Combine todos los ingredientes de mantequilla de hierbas en un tazón de vidrio. Reserva durante al menos 15 minutos.

2. Corta puerros y champiñones. Saltee en aceite de oliva virgen extra hasta que se dore ligeramente. Sazona con sal y pimienta. Retirar de la sartén y mantener caliente.

3. Sazona filetes con sal y pimienta. Coloca un palo de queso en el centro y enrolla filetes, asegurándola con un palillo de dientes.

4. Saltee a fuego medio durante 10 a 15 minutos.

5. Vierta jugos de sartén en verduras.

6. Prepara filetes y verduras y sirve con mantequilla de hierbas.

Carbohidratos netos: 6 gramos

Grasa: 89 gramos

Proteína: 52 gramos

Azúcares: 2 gramos

CPSIA information can be obtained
at www.ICGtesting.com
Printed in the USA
LVHW052353100621
689905LV00010B/1334